이소플라본, 내 몸을 살린다

윤철경 지음

모아북스
MOABOOKS

저자 소개

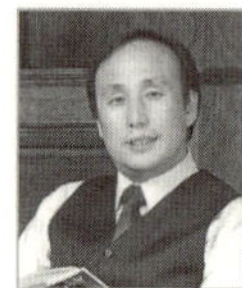

윤철경   e_mail:yck5053@yahoo.co.kr

건강 칼럼니스트로 활동하고 있으며, 질병과 정신 건강의 대안적 삶에 관한 글을 각종 언론 사보에 기고해 오고 있다. 건강 세미나와 강연을 통해, 올바른 건강 상식에 관한 정보를 효율적으로 전달하고 있으며 '건강한 사회를 위한 삶의 방식'에 관하여 깊은 관심과 함께 저술 중에 있다. 저서로는『달콤한 맛 속에 숨겨진 웰빙 밥상 보고서』와 다수의 저서가 있다.

이소플라본, 내 몸을 살린다

1판 1쇄 인쇄 | 2012년 10월 05일
1판 1쇄 발행 | 2012년 10월 10일

지은이 | 윤철경
발행인 | 이용길

발행처 | 모아북스 MOABOOKS
관리 | 정 윤
디자인 | 이룸

출판등록번호 | 제 10-1857호
등록일자 | 1999. 11. 15
등록된 곳 | 경기도 고양시 일산구 백석동 1332-1 레이크하임 404호
대표 전화 | 0505-627-9784
팩스 | 031-902-5236
홈페이지 | http://www.moabooks.com
이메일 | moabooks@hanmail.net
ISBN | 978-89-97385-21-8   03570

콩 속 기적의
물질 이소플라본을 아시나요?

 1990년대 이후 콩의 성인병 예방 효과가 드러나면서 콩에 대한 관심이 한층 높아지고 있다. 미국을 비롯한 서구 선진국에서 콩을 많이 섭취하는 아시아의 국가(한국, 일본, 중국)에서보다 심장병, 동맥경화, 전립선암, 유방암, 당뇨병, 골다공증과 같은 성인병의 발병율이 높다는 연구 결과들이 속속 발표되면서 콩의 효능에 대한 관심은 더욱 고조되었다.

 미국에서 1994년 '성인병 예방과 치료를 위한 콩의 역할' 이라는 심포지엄을 처음으로 개최한 것을 시작으로 2년마다 콩을 연구하는 학자들이 콩의 생리기능에 관한 연구 자료를 발표하고 있는 것만 봐도 콩에 대한 세계적인 관심을 알 수 있는 것이다. 또한 각종 심포지엄에서 발표된 성인병 예방 및 치료에 대한 콩의 영향은 콩이 영양과 질병 예방의 기능을 동시에 갖고 있는 기적의 물질임을 증명하고 있다.

아시아 민족들이 즐겨 섭취하고 있는 콩은 이미 '밭에서 나는 쇠고기' 라고 불릴 정도로 단백질 식품으로서의 단단한 입지를 구축하고 있다.

여기에 최근에는 콩 속에 함유된 생리활성 물질인 이소플라본에 대한 연구들이 진행되면서 만성퇴행성 질병에 효능이 있음이 알려지고 있다.

이소플라본은 콩 속에 천연으로 존재하는 식물성 화합물(phytochemical: 생리적인 활성을 지니는 물질로서 식물에만 존재하는 물질)로 여성호르몬인 에스트로겐(estrogen)과 유사한 기능을 가지며 구조적으로도 유사하여 식물성 에스트로겐이라고도 불린다.

또한 암, 폐경기증후군, 심혈관질환, 골다공증 등 호르몬 의존성의 질병치료에 대한 대체요법으로서 잠재적인 기능을 가지고 있는 것으로 알려져 있다.

또한 이소플라본은 직·간접적으로 콜레스테롤을 저하시키는 효과를 지니며 죽상동맥경화증의 초기 단계에서 동맥경화증의 진행을 억제함이 입증되었다.

폐경기 여성에게서는 뼈의 손실을 감소시킴으로써 골다공증 예방 효과가 있으며, 폐경기 여성에게서 나타나는 각종 증후군을 예방하는 효과도 있다.

여성을 대상으로 한 실험에서 이소플라본을 1일 45~50mg이상 섭취했을 때 생리주기가 길어지는 등 뚜렷한 효과가 나타났나는 연구보고도 있다. 또한 호르몬 기능뿐 아니다.

노인성 치매에 대한 예방 효과를 비롯하여 항균활성, 항산화 활성도 있는 것으로 알려져 있다. 이렇게 생리적으로 다양한 유용성을 지니는 이소플라본은 유일하게 콩에 다량 함유되어 있다.

콩에는 약 0.1~0.3%의 이소플라본이 함유되어 있으며 특히 콩 배아에는 이소플라본이 1~2%로 가장 풍부하게 존재한다. 콩 이외의 일반 식품에는 이소플라본 함량이 매우 적거나 거의 없는 정도이다.

대한폐경학회에 따르면 우리나라 50대 여성 중 약 89%가 갱년기 증상을 겪는다. 한국 여성의 조기 폐경 연령은 평균 49.7세. 전체 여성 인구 중 폐경 여성 인구는 2010년에는 30%, 2030년에는 43%에 이를 것으로 전망된다.

조기 폐경 여성도 점점 늘어나고 있다. 난소의 기능이 손실되어 여성호르몬인 에스트로겐이 분비되지 않는 폐경으로 인해 나타는 증상은 안면홍조, 피부노화뿐 아니라 골다공증, 심혈관 질환, 알츠하이머병의 원인이 되기도 한다.

수명 연장으로 늘어난 만큼의 시간을 폐경기 증상으로 유발된 질병에 시달리며 평생을 불행하게 삶을 살아야 할지도 모르는 것이다.

하지만 적절한 진단과 호르몬 치료 등으로 건강한 삶을 살 수 있다. 호르몬 대체 요법 등의 화학적 치료법 외에도 콩 속 기적의 물질인 이소플라본은 여성호르몬의 기능을 하며 갱년기 여성의 구세주가 되어줄 것이다.

이런 분들께 이 책을 권한다.

- 폐경기의 여성

- 갱년기 증상을 완화하고 싶은 분들

- 골다공증 및 노인성 골절을 예방하고 싶은 분들

- 순환기 건강이 우려되는 분들

- 혈액순환 장애로 고통 받는 분들

윤 철 경

차 례

장수시대에 노년의 젊음은 어떻게 유지해야 하나?

문명의 발달과 함께 인간의 수명은 점점 늘어나고 있다. 1980년 65.9세였던 한국인 평균수명은 2010년 기준 80.7세로 불과 30년 사이에 14.8세가 증가했다.

이제 평균수명 90세, 100세도 머지않은 것이다. 하지만 현대인이 이렇게 빠른 속도로 늘어나는 수명지수를 건강지수가 따라잡고 있는지는 알 수 없다. 수명은 늘어나고 있지만 환경오염, 불안정한 식생활 등 현대인의 건강을 위협하는 요인들이 도처에 널려 있는 것이다.

게다가 수명 연장은 성장기와 청년기보다 인체의 각종 기능이 저하되기 시작하는 중년기와 노년기가 더 길어짐을 의미한다. 수명 연장은 곧 노화가 시작된 신체를 가진

노년기의 연장이라 달리 표현할 수도 있으며, 건강관리
는 곧 노년의 건강, 노화 예방을 위한 관리라고 말할 수도
있는 것이다.

1) 노화의 시작, 여성 갱년기

2010년 기준 한국의 평균수명은 남자 77.2세, 여자
84.1세로 여자가 남자보다 약 7세 정도 높다는 통계가 있
다. 그만큼 여성에게 폐경 이후 건강한 삶이 차지하는 비
중은 크고 중요하다고 볼 수 있다. 따라서 폐경이나 노령
화에 따른 갱년기 장애나 각종 만성질환의 위험인지가 무
엇인지 파악하고 대처할 필요가 있다.

갱년기는 난소의 기능이 상실되어 여성호르몬의 분비
가 없어지는 시기, 즉 더 이상 임신을 할 수 없는 시기를
이른다. 성년기가 끝나고 노년기로 들어서는 폐경 전후
약 10년 정도의 기간으로 이 기간에 드러나는 각종 장애
나 만성질환의 1차적인 원인은 여성호르몬인 에스트로겐

분비 부족에서 기인한다.

갱년기는 체질이나 영양상태, 분만 횟수 등에 따라 개인차가 있으나 40~55세에 나타나는 것이 일반적이며, 갱년기를 맞으면 월경의 양이나 주기가 불규칙해지고, 여성호르몬(에스트로겐)의 분비 저하로 마침내 폐경을 맞게 되며, 자율신경중추에 작용하여 자율신경계의 상실을 일으켜 갱년기 장애의 원인이 된다.

또한 부신의 성호르몬 분비로 점점 남성화가 나타나고 갑상선호르몬의 영향으로 갑상선 기능에 이상이 일어나 비만을 초래하기도 한다.

이 밖에도 성기(性器) 위축, 혈압 변화 등 신체적 변화와 정신면에서도 갱년기장애라고 하는 일련의 증후군이 나타난다. 증세의 정도는 일상생활에 지장이 없을 정도로 가벼운 수준부터 정상적인 생활이 불가능할 정도로 심각한 수준까지 사람마다 다양하게 나타난다.

2) 갱년기 증상 무엇이 있는가?

갱년기는 여성에게 초경·출산과 함께 가장 힘든 시기다. 호르몬 변화로 생리가 불규칙하고 신경이 예민해져 뭘 해도 행복하지 않다. 특히 다양한 신체적·정신적 증상은 삶의 질을 떨어트린다. 갱년기 증상은 정신적·육체적 스트레스가 많은 노후에 악화된다. 문제는 갱년기 증상을 방치하면 다른 병을 키울 수 있다는 점이다. 여성은 갱년기 이후의 삶이 인생의 30%를 차지하기 때문이다.

따라서 50대부터 적극적인 관리가 필요하다. 식사·생활요법으로도 갱년기 증상이 개선되지 않으면 호르몬요법을 병행해야 한다. 다행히 최근 들어 부작용은 없으면서 갱년기 증상에 효과가 있는 천연 호르몬요법제가 나와 도움을 받을 수 있다.

혈관운동계의 변화

자율신경계의 불안정으로 모세혈관의 수축과 이완이

정상적으로 작용하지 못하면서 혈액공급이 불안정을 초래하여 나타나는 증상이다. 대표적인 증상이 안면홍조이며 발한, 감각의 둔화, 수족냉증, 두통, 현기증, 졸도 등을 유발한다.

안면홍조는 에스트로겐의 감소로 모세혈관이 불규칙하게 확장됨으로써 나타나는 증상으로 가슴 상부와 목에 갑자기 뜨거운 기운이 올라오고 피부가 빨갛게 달아오르는데 얼굴, 머리, 팔로 열감이 퍼져나가며 곧이어 땀이 나는 현상이다. 또한 밤에 잠을 잘 때 안면홍조가 있으면서 뒤이어 발한이 일어나기도 하는데 이 증상이 불면으로 이어지기도 한다.

▶ 갱년기 혈관운동계에 나타나는 증상
안면홍조, 발한, 수면장애, 감각 둔화, 수족냉증, 심계항진, 두통, 현기증, 졸도 등

골절관계 변화

에스트로겐 결핍으로 뼈 형성이 억제되고 뼈 흡수가 촉진되어 뼈 소실이 가속화 되면서 나타나는 증상들이다. 장내 칼슘 흡수 저하가 원인이기도 한데 혈중 칼슘 농도가 떨어지면서 칼슘 유출이 일어나 뼈의 밀도가 저하되기도 한다. 또한 에스트로겐 감소는 관절 연골세포 증식을 감소시키고, 분해는 증가시켜 관절 연골 손상 위험도를 높인다. 대표적인 증상으로 골다공증이 있다.

에스트로겐이 감소하면서 골격을 형성하는 단백질과 칼슘이 소실되고, 자연히 골밀도는 감소할 수밖에 없고 이로 인해 골절이 잘 일어나게 되는데 이렇듯 에스트로겐 부족으로 인해 뼈의 밀도가 떨어지는 증상이 노인성 골다공증이다.

골다공증은 골절이 일어나는 수준까지 뼈의 밀도가 떨어진 상태로 외부의 작은 충격에도 '골절' 이 일어난다. 척추 뼈부터 시작하여 대퇴부와 손목의 뼈들이 약해지고 부러지기 쉽다.

심혈관계 변화

저밀도 지질단백 농도를 낮추고 고밀도 지질단백 농도를 높여주는 에스트로겐은 관상동맥 질환의 진행을 둔화시켜주고 동맥질환의 빈도를 줄여준다.

또한 에스트로겐이 동맥벽에 직접 작용하여 혈관 확장 작용을 하기도 하는 것이다.

한편 에스트로겐 결핍에 의한 혈중지질과 지질단백의 변화는 고밀도 지질단백콜레스테롤을 저하시키고 저밀도 지질단백콜레스테롤를 증가시켜 심장의 관상동맥 질환, 심혈관성 고혈압, 동맥경화성 질환의 발병 원인이 된다. 따라서 폐경기 여성이 에스트로겐을 사용하면 심혈관계 질환, 관상동맥 질환, 심근경색 위험 등을 감소시킬 수 있고 동맥경화증, 혈관 질환 빈도도 낮출 수 있다.

요로생식계 변화

에스트로겐 결핍으로 골반내 혈류량이 감소하고, 골반 내 장기의 허혈 상태가 초래된다. 또한 질점막, 외음, 요도의 점막이 쇠퇴하고 혈관 분포가 감소하여 점막 상피의 두께가 얇아지고 질추벽도 사라진다. 또한 요도염의 위험성이 커지고, 생식기가 위축되어 위축성 질염, 성교통, 외음 소양증, 배뇨시 작열감 등이 나타난다.

또한 방광의 운동신경 활동이 줄어들고 잔뇨량이 증가하며, 에스트로겐 분비 저하로 편평상피세포의 퇴행이 일어나고 복압성(또는 절박성) 요실금이 나타난다.

우울증

우울증은 의욕 저하와 우울감을 주요 증상으로 하여 다양한 인지 및 정신 신체적 증상을 일으켜 일상 기능을 떨어뜨리는 질환이다. 생화학적 요인, 유전적 요인, 환경적 요인에서 기인하는데 생화학적 요인은 신경전달 물질이라 불리는 뇌 안의 물질이 감정 등의 뇌 기능과 연결이 되어 있어 우울증 발생에 역할을 하는 것으로 보인다. 또한 호르몬 불균형도 원인이 될 수 있다. 따라서 건강한 정신을 유지하기 위해서는 두뇌 세포와 신경 세포가 영양을 잘 섭취해야 한다.

> ▶ 갱년기에 나타나는 심리적 증상
> 집중력 저하, 기억력 저하, 의욕상실, 긴장, 초조, 소외감, 고독감, 신경쇠약, 우울증 등

기타

그 밖에 갱년기의 에스트로겐 감소가 피부 및 피하지방층에 영향을 미쳐 피부가 얇아지고 피부의 대사 활동이 감소한다. 땀샘과 피지선의 분비 저하로 땀 배출이 줄어들고 피부 건조, 탄력성 소실, 주름 생성 등을 동반한다.

또한 에스트로겐 결핍은 유방의 변화에도 큰 역할을 하는데 유방통이 나타나거나 유선의 위축으로 유방과 유두의 크기가 작아지고 근탄력성과 긴장도가 저하된다.

▶ 갱년기에 나타나는 기타 증상
딜모, 피부 건조, 피부 대사 활동 감소, 유방통,
유방과 유두 축소, 성기능 변화 등

▶ 갱년기 자가 진단표

얼굴이 화끈거리거나 밤에 식은땀을 흘린다.	
열기가 위로 올라오는 상열감이 있다.	
어깨가 잘 결린다.	
두통이 잘 나타난다.	
밤에 자주 깬다.	
가슴이 수시로 두근거린다.	
이유 없이 불안감을 느낀다.	
감정의 기복이 심하다.	
만사가 귀찮고 움직이기 싫다.	
근심, 걱정이 많아졌다.	

허리와 무릎이 시리다.	
손발이 차갑다.	
피부가 건조하고 간지럽다.	
손발이 잘 저리다.	
생리 주기가 불규칙하다.	
성기 주위가 가렵거나 건조한 감이 있다.	
골다공증 증세가 있다.	
소화가 잘 안 된다.	
부부관계에 문제가 있다.	

최근 키가 줄어든 것 같다.	
최근 등이나 허리가 구부러진 듯한 느낌이 있다.	
약한 충격에 뼈가 상했다.	
평소 우유와 같은 유제품 섭취가 어렵다.	
생선이나 두부를 잘 먹지 않는다.	
담배와 술을 즐긴다.	
외출을 잘 하지 않는다.	
몸을 움직이는 것을 싫어한다.	
체격이 작고 마른 편이다.	
가족력이 있다.	

당뇨 증세가 있거나 위장 절제술을 받은 적이 있다.	
출산 경험이 없다.	
거식증 혹은 탐식증 병력이 있다.	
45세 이전에 폐경이 되었다.	
1년 이상 생리가 나오지 않은 적이 있다.	

* 각각 따로 진단하며 항목 중 7개 이상에 해당된다면 (각각) 갱년기, 골다공증을 의심해볼 수 있다.

3) 갱년기의 건강관리법

여성은 40세 이후부터 갱년기에 진입하는 시기로 정기적인 상담과 검진이 필요하다. 또한 개인의 증상에 맞춰 건강한 생활양식을 터득하는 것이 바람직하다. 적당한 운동과 휴식, 균형 잡힌 식생활로 갱년기를 잘 극복해내는 것 또한 무엇보다 중요하다고 할 수 있다.

식이 요법

균형 잡힌 식사를 통한 적절한 영양분 섭취는 심장병이나 골다공증과 같은 폐경 관련 질환을 예방하는 데 효과적이다. 콩, 야생마, 과일, 양배추, 브로콜리, 당근, 고추, 가지 등 식물성 에스트로겐이 풍부한 음식과 우유, 탈지유, 치즈, 마른 새우, 멸치, 정어리, 녹황색 채소, 해조류 등 칼슘이 많이 든 음식을 섭취하는 것이 중요하다.

또한 비타민과 미네랄 섭취를 강화하고 옥수수기름, 콩기름, 해바라기씨, 야채기름, 콩, 땅콩, 씨앗의 배아, 시금

치 등 항산화제가 풍부한 음식을 먹는다. 자두, 딸기, 복숭아, 양배추, 사과, 아스파라거스, 샐러리, 무화과 같은 음식 섭취로 혈중 에스트로겐을 증가시키는 것도 좋으며 섬유질 섭취를 게을리 하지 않는 것이 중요하다.

▶ 갱년기 여성 식사 10계명 따라하기

① 하루 1회 이상 식물성 에스트로겐 함유 식품을 섭취할 것

② 하루 1회 이상 보론(붕소) 함유식품(양배추, 사과, 무화과 등)을 섭취할 것

③ 카페인, 탄산음료, 알코올은 마시지 말고 물을 많이 마실 것

④ 비타민과 미네랄은 적정 권장량의 150%를 섭취할 것

⑤ 음식의 양을 줄이고, 특히 저녁은 많이 먹지 말 것

⑥ 우유 등 고칼슘 음식을 하루 최소 2가지 이상 섭취할 것

⑦ 비타민 E 등 항산화식품을 섭취할 것

⑧ 지방은 총열량 섭취량의 20~25%로 줄일 것

⑨ 하루 20~30g의 섬유소를 섭취할 것

⑩ 소금과 설탕의 섭취를 줄일 것

- 출처 〈대한폐경학회〉

운동 요법

운동은 갱년기를 '활력기' 로 바꾸는 중요한 요소다. 운동은 심폐기능 증진으로 혈액 순환을 촉진하며, 노폐물 배설과 산화 물질 배설을 증진시키는 효과가 있다.

또한 혈중 콜레스테롤을 제거해주고 체중 조절 등으로 순환계 질환도 예방할 수 있다. 꾸준한 운동으로 근력과 뼈가 강화되어 골다공증과 같은 근골절관계 질환을 예방할 수도 있다. 지속적인 근력 강화 운동은 뼈를 건강하게 만들어주고 폐경 후 골량을 증가시켜준다.

갱년기 증상을 예방하고 도움을 주는 운동은 때와 장소에 구애받지 않고 손쉽게 할 수 있다.

예를 들면 맨손체조, 유연체조, 산책, 등산, 자전거 타기, 골프, 수영 등이 적절하다. 운동은 가능한 실외에서 일광욕과 함께 하면 좋다. 또한 피로와 뭉친 근육, 긴장을 풀어주는 스트레칭 체조나 요가, 마사지, 이완법, 지압법 등을 병행하는 것도 효과적이다.

운동 시간은 강도에 따라 15~45분 정도로 하고 익숙해

지면 최소 운동시간이 30분 이상이 되도록 노력한다. 평소 운동을 하지 않거나 체력이 약한 사람, 만성질환의 위험이 높은 사람은 낮은 강도의 운동에서 점차 강도를 높여가는 것이 좋다.

매일 할 수 없다면 격일이나 일주일에 3회 정도로 시작해 점차 늘려가는 것이 바람직하다. 대신 스트레칭과 같은 간단한 동작은 하루 중 언제라도 여유 있는 시간에 반복하는 것도 좋다.

호르몬 대체 요법

갱년기 이후 나타나는 모든 승상은 호르본 감소가 1자적인 원인이다. 따라서 부족한 호르몬을 외부에서 공급해주는 것이 중요하다. 여성호르몬인 에스트로겐의 경우 천연호르몬인 식물성여성호르몬, 합성에스트로겐 등이 있다. 대표적인 식물성여성호르몬은 콩이나 칡 등에 함유되어 있는 이소플라본이다.

합성에스트로겐은 경구제재, 경피제재, 경질제재로 나뉘며 그 특징과 종류는 다음과 같다.

① 경구제재

섭취가 간편하고, 쉽게 중단할 수 있다. 반감기가 짧아 중단하면 곧 효과가 없어진다. 하지만 섭취 중에는 잊지 않고 섭취해야 하며 구역질, 소화불량 등이 나타날 수 있다. 간이 나쁜 경우, 간에 부담이 될 수 있다.

종류: 프레마린 정, 스로겐 정, 오젠 정, 에스젠 정, 트라디올 정, 비스테론 정 등

② 경피제재

투여나 중단이 간편하다. 반감기가 짧아 중단하면 곧 효과가 없어지며 간에 부담이 덜하다. 하지만 잊지 않고 부착해야 하며 피부자극이나 가려움증이 동반될 수 있다. 패치가 잘 떨어지기도 한다.

③ 경질제재

국소적으로 주로 비뇨생식기에 좋은 영향을 준다. 하지만 전신적 갱년기 증상이나 골보존효과, 심혈관 질환 보호에는 약하다.

하루 8컵 이상의 물을 마신다.

채소와 과일을 많이 먹는다.

편식 · 과식을 하지 않는다.

인스턴트식품을 먹지 않는다.

견과류를 골고루 먹는다.

잡곡류를 섭취한다.

하루 일정 시간 이상 걷기 운동을 한다.

손 씻기와 양치질을 잘 한다.

하루 15분 이상 햇빛을 쪼여준다.

이불, 의류 등을 햇빛에 자주 소독한다.

과로하지 않는다.

자주 실내 환기를 시켜준다.

집안을 청결하게 유지한다.

10시 이전에 잠들고 하루 수면 시간은 6~8시간을 유지한다.

정기적으로 충분한 휴식 시간을 갖는다.

1) 이소플라본이란 무엇인가?

최근 식물성 에스트로겐이라 할 수 있는 이소플라본이 다방면에서 생체 기능을 증진시키거나 억제하여 효과를 보인다는 수많은 연구 결과들이 나왔다.

이소플라본이 직간접적으로 질병을 예방 할 가능성이 높다는 결과들이 속속 보고 되고 있는데, 특히 콩의 이소플라본을 섭취하는 사람들이 만성질환 발병률이 낮다는 역학적, 임상적 연구결과들이 나타나면서 콩의 이소플라본에 대한 의학계의 관심이 늘고 있다.

이소플라본은 여성호르몬인 에스트로겐과 유사하여

에스트로겐 분비를 유도하는 물질로 약 1000종 이상의 다양한 이소플라본이 존재하는 것으로 알려져 있다. 콩과 식물에 많이 함유되어 있으며, 항암효과와 항산화효과로 주목을 받고 있다.

이소플라본의 경우 에스트로겐이 부족할 경우 에스트로겐을 분비하게 하는 등 에스트로겐의 역할을 하는 한편, 암의 발생과 연관이 있는 에스트로겐과 경쟁적으로 작용하거나 인체의 에스트로겐의 작용을 방해하는 역할을 하여 항암 효과를 나타내는 것이다.

즉 이소플라본은 인체의 균형을 재조정해주는 조절제, 균형제의 역할도 한다.

1997년 미국의 마크 메시나 박사는 콩의 여러 가지 건강상 이점에 대한 수많은 자료를 분석하고 라스베이거스에서 열린 전국영양식품협회(National Nutritional Foods Assocition)의 연차 회의에서 건강기능식품 분야에서의 콩 활용에 대한 많은 자료를 발표했다.

그중 이소플라본의 효과, 특히 항암 효과에 대한 보고서의 수는 이미 천여 편을 넘었다고 했다. 메시나 박사는 이소플라본의 건강상 이점을 상당히 강조했는데, 약 40여 개 회사에서 이소플라본 보충제품을 별도로 생성하거나 다른 식물성에스트로겐과 조합하여 여러 가지 건강상 이점을 얻고 있음을 제시했다.

2) 이소플라본과 에스트로겐

에스트로겐은 '여성을 만드는 호르몬'이라 일컬어지며, 간뇌 - 하수체전엽 - 성기 및 유선(乳腺)뿐만 아니라 전신에 영향을 미친다. 에스트로겐의 주요 생리작용은 자궁내막의 증식, 자궁근의 발육, 제2차 성징의 발현, 월경주기 성립의 매개, 임신시의 모체변화 야기, 유선관의 증식분비 촉진 등이다.

최근에는 이소플라본이 에스트로겐이 수행하는 여성호르몬으로의 기능을 대행하여 골다공증, 갱년기 장애, 유방암 및 전립선암, 동맥경화 등에 예방 효과가 있는 새로운 생리 활성 물질로 주목받고 있다.

일반적으로 이소플라본은 에스트로겐이 풍부한 체내 환경 조건에서는 항 에스트로겐 작용을, 에스트로겐이 결핍된 체내환경에서는 에스트로겐 작용을 함으로써 성호르몬 관련 질병의 발병 억제에 상당히 유익한 효능을 가지는 것으로 보고되고 있다. 콩에 함유된 이소플라본은 사람 세포에서 에스트로겐처럼 작용하여 선택적 에스트로겐 조절자 역할을 하는 것이다.

즉, 폐경에 따라 체내 에스트로겐이 고갈되는 상태에서는 뼈 조직이나 혈관조직에 분포되어 있는 에스트로겐 수용체와 친화력이 높아 에스트로겐의 효과를 나타내며, 골다공증 또는 심혈관계 질환의 예방과 치료에 대한 효능을 가지게 된다.

또한 콩에서 추출한 천연 식물성 이소플라본을 섭취하면 엔돌핀, 세라토닌과 같은 뇌신경전달 호르몬이 상승하고, 칼슘흡수율이 높아지므로 골다공증, 비만, 세포막 및 혈관벽 강화, 노화방지, 심혈관계 질환에 효과가 높고 암 발생을 억제시킨다.

▶ 여성 호르몬의 역할

- 사춘기의 진행

- 월경 및 생식능력 조절

- 지방질 분포 조절: 여성 특유의 곡선형 체형에 영향

- 월경 주기 또는 폐경시의 여성 호르몬 조절 : 여성의
  정서와 행동에 영향

3) 이소플라본 섭취하기

콩 식품을 꾸준히 섭취하는 것이 이소플라본의 효과를 얻을 수 있는 길이다. 하지만 콩 식품에서 섭취할 수 있는 이소플라본의 함량은 천차만별이기 때문에 문제가 된다. 게다가 식품처리 공정 과정에서 콩에서 이소플라본이 제거되는 경우도 있기 때문에 제조 공정을 거친 제품의 경우 이소플라본의 섭취가 더욱 어려워진다. 대표적인 콩 식품으로 알려진 두부 또한 마찬가지다.

모든 두부에 이소플라본이 풍부히 함유되어 있다고 볼

수는 없다. 경우에 따라 이소플라본을 함유하지 않은 두부도 있다.

따라서 이소플라본을 확실히 섭취하기 위해선 섭취하기 쉬운 형태로 개발된 이소플라본 식이 보충제를 섭취하는 것도 방법이라고 할 수 있다. 이소플라본 식이 보충제를 섭취하는 경우 여러 가지로 건강에 유익할 뿐 아니라 안전할 정도의 권장 섭취량을 지킬 수도 있는 것이다.

4) 우리가 잘 모르는 이소플라본 바로 알기

이소플라본은 여성에게만 좋은 식품이다?

여성호르몬인 이소플라본을 남성이 섭취하면 성기능이 저하될 수 있다는 속설이 있다.

하지만 이소플라본은 여성호르몬인 에스트로겐과 구조적으로 유사하기는 하나 인체 내에서는 에스트로겐을 교란시키지 않는 성분이다.

사람을 대상으로 한 임상연구에서도 콩 식품의 형태로

섭취하는 이소플라본이 남성의 성기능 장애 및 호르몬 불균형을 초래한다는 과학적인 근거 및 공식적인 발표 자료는 없다.

더욱이 미국생식의학학회에서는 콩 식품이 남성의 생식호르몬에 중요한 영향을 미치지 않음을, 미국정부와 미국국립보건원의 연구결과 제한된 양의 대두 이소플라본 섭취는 정자의 양, 품질, 활동하는 정자의 수에 영향을 미치지 않는다고 발표했다.

또한 대두 이소플라본은 동맥의 건강을 개선시키며, 뼈를 튼튼하게 하는데 도움이 되고, 전립선암을 예방하는 성분이기도 하다. 따라서 이소플라본은 남성의 성기능을 저하시키기는커녕 남성 건강에도 이로운 작용을 하는 것이다.

이소플라본 전립선암 위험 낮춰

이소플라본의 섭취로 전립선암의 위험을 낮출 수 있다는 연구결과가 일본에서 발표됐다.

일본 국립암센터의 암 예방·검진연구센터의 예방연구부의 쿠라하시(倉橋)씨의 대규모 추적조사 결과 이소플라본이 비교적 고령자에 국한된 전립선암의 발병 위험을 낮추는 효과가 있는 것으로 시사됐다. 그러나 진행 암의 예방효과는 보이지 않았다고 한다.

연구에서는 남성 43,509명을 평균 7.5년간 추적 조사했다.

연구반은 "일본인은 어릴 때부터 이소플라본을 항상 섭취하기 때문에 이소플라본이 어느 시기, 어느 정도의 양, 어느 정도의 기간에 전립선암의 예방작용을 하는지에 대해서는 더욱 상세한 연구가 필요할 것이다"고 언급했다.

　업계에서는 수 만명을 대상으로 한 이번 연구결과에서 암 발병 위험 효과가 확인된 것은 섭취상한치 문제 등에 영향을 받은 이소플라본 시장에 긍정적인 효과를 가져 올 것으로 기대하고 있다.

- 기능식품신문, 최선례 기자(2007. 8. 23)

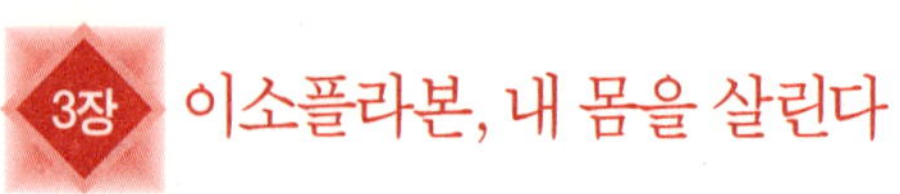

이소플라본, 내 몸을 살린다

1) 이소플라본과 뼈 건강

골다공증은 폐경 후의 여성에서 발생되는 고질적인 질환의 일종으로 60세 이상 여성의 50% 이상이 이 질환에 의해 고통 받고 있다. 폐경 후 여성호르몬의 분비가 감소되면, 골 조직 내의 칼슘 흡수 능력이 감소하고 뼈를 파괴하는 세포의 활동이 증가되어 오히려 체외로 배출시키므로 발생하게 된다. 이소플라본은 여성호르몬의 작용을 하고 있기 때문에 여성호르몬의 감소를 방지하여 골다공증의 발생을 감소시킨다.

대부분의 골다공증이 에스트로겐 결핍으로 인한 폐경기로 인해 발생되기 때문에 여성에게는 특히 무서운 질병이다. 따라서 골다공증 치료에 가장 유효한 것이 에스트로겐 요법이다. 대두 이소플라본은 에스트로겐 수용체에 결합해 에스트로겐 활성도를 자극하여 뼈에 에스트로겐과 같은 효과를 발휘하여 뼈가 녹는 것을 막고, 뼈의 밀도를 증진시킨다.

2) 이소플라본과 동맥경화

이소플라본은 동맥경화에서 볼 수 있는 맥관 형성을 저해한다고 알려져 있다. 이소플라본을 섭취하면 세포의 접착을 저해하고, 성장인자 활성을 변화시키기 때문에 세포 증식이 저해되어 맥관 형성을 방해하는 것이다.

특히 LDL 콜레스테롤 산화 억제와 이소플라본 LDL 콜레스테롤 산화가 관상심혈관 질환의 원인으로 밝혀진 것은 1980년대 후반으로, 그 전까지는 관상심혈관 질환의 위험 인자로는 콜레스테롤이 주된 원인이 되는 것으로 인식되었고, 1996년 이소플라본이 콜레스테롤 산화를 억제하는 것으로 밝혀졌다.

동물실험과 임상실험에서 이소플라본이 함유된 콩 단백질이 함유되어 있지 않거나 낮은 함량으로 함유된 식이보다 LDL산화를 억제하는 것으로 관찰되었으며, 이소플라본이 함유된 콩 단백질 군에서 그 농도가 감소되었다.

또한 이소플라본이 에스트로겐 수용체에 결합하여 동맥경화발달을 억제하거나, 동맥경화의 발달에 중요한 연근육세포의 증식과 이동을 저해하는 것으로 밝혀졌다. 이 외에도 동맥 경화 및 고혈압과 같은 심혈관 질환에서는 혈관수축, 혈소판의 응집과 침착, 연근육의 증식과 이주를 증가시키지만, 이소플라본이 여러 심혈관질환의 위험성을 감소시킬 수 있을 것으로 관찰되었다.

3) 이소플라본과 혈압

시카고에서 열린 미국심장병학회 연례회의에서 두유, 두부, 땅콩 등에 들어있는 성분인 이소플라본이 혈압을 떨어뜨리는 데 도움이 된다는 연구결과를 발표했다.

미국 뉴욕 레녹스 힐 병원 심장질환실장 수전 스타인바움(Suzanne Steinbaum) 박사가 5천여 명을 대상으로 실시한 조사 분석 결과, 이소플라본 섭취량이 많은 사람이 적은 사람에 비해 혈압이 낮게 나타났다.

이소플라본의 하루 섭취량이 가장 많은(2.5mg 이상) 그룹이 가장 적은(0.33mg) 그룹에 비해 수축기혈압(최고혈압)이 평균 5.5mmHg 낮았다고 스타인바움 박사는 밝혔다.

콩·두부, 심혈관 질환에 탁월한 효과
"매일 먹으면 발병 27% 감소"

농림수산식품부는 14일 한식 우수성·기능성 연구사업' 보고서에서 콩·두부의 섭취가 심근경색증·관상동맥질환·뇌졸중·심부전증 등 심혈관 질환의 발병 위험을 줄이는 탁월한 효과가 있다고 밝혔다. 심혈관 질환은 한국인의 사망 원인 2위에 해당한다.

이번 보고서는 한국 성인이 섭취하는 주요 식품이 심혈관질환 발병과 그로 인한 사망 위험에 어떤 영향을 미치는지를 분석한 국민대학교 백인경 교수팀의 '한국인 식사패턴과 만성질환의 관련성 연구'를 토대로 작성됐다.

백인경 교수팀은 2001년부터 구축된 한국인 유전체역학연구인 안산·안성코호트에 참여한 성인 가운데 심혈관질환이나 암 진단을 받지 않은 9,026명의 식품섭취 빈도를 조사하고 한식 주재료 섭취와 심혈관질환 누적 발병(사망 포함)의 관련성을 분석했다.

그 결과 콩·두부·두유를 먹는 사람 가운데 주당 2~3회 혹은 4~5회에서 심혈관질환 발병 위험이 12~14% 줄었다. 거의 매일 섭취하면 발병 위험이 27%가량 감소했다.

콩에 함유된 이소플라본과 같은 생리활성 물질뿐 아니라 불포화지방산·섬유소·비타민·무기질이 지질대사 개선과 항산화·항염증 효과를 나타낸 결과로 백 교수팀은 분석했다.

농식품부는 "심혈관질환을 예방하려면 콩을 이용한 다양한 한식 요리가 중요하다는 사실을 이번 연구로 입증됐다"며 "앞으로도 한식의 우수성·기능성 연구를 지원함으로써 한식의 과학적 가치를 규명하도록 하겠다"고 밝혔다.

- 서울경제(2012. 5. 14)

이소플라본은 에스트로겐 수용체 발현 저하, 혈청 내 유리형 성호르몬과 결합하여 불활성 형태로 만드는 성호르몬 결합 글로불린(sex-hormone binding globulin)의 농도 증가, 에스트로겐의 대사 변형 및 합성 저해, 에스트로겐 수용체 인산화 억제와 같은 항 에스트로겐 활성으로 호르몬 의존형 암 발생을 감소시킬 수 있다고 밝혀졌다.

콩 속에 든 이소플라본 중 항암작용은 대부분 제니스테인에 의해 이뤄진다. 이 화합물은 암세포의 증식을 저해하며 에스트로겐 리셉터와 약하게 결합, 암세포의 증식을 감소시키고 정상세포의 분열을 촉진한다.

특히 콩으로 만든 두부에는 유방암 발생을 억제시키는 제니스테인이 풍부하게 함유되어 있어 유방암 예방에 효과적이다.

또한 이소플라본이 함유된 콩이나 두부를 자주 먹으면 직장암은 80% 이상, 결장암은 40%이상 걸릴 위험이 감소된다는 연구 결과도 있다. 이뿐 아니라 콩의 이소플라본은 폐암이나 위암, 난소암, 전립선암에도 효과적이다.

5) 이소플라본과 유방암

유방암은 현재 우리나라 여성암 중 1위를 차지하고 있는 주요 암이다. 에스트로겐은 유방세포 표피에서 호르몬 수용체와 결합해 유방암을 일으키는데, 대두에 많이 함유되어 있는 이소플라본이 에스트로겐의 이같은 암 유발 작용을 억제시킨다.

이소플라본 중 가장 강력한 유방암 억제물질은 제니스테인으로 유방암을 예방한다. 이소플라본은 폐경 전 여성에서는 내인성 에스트로겐 농도를 낮추고, 폐경 후 여성에게서는 에스트로겐의 대항 작용을 한다.

동양여성이 서양여성에 비하여 유방암 발병률이 낮은 것은 동양 여성이 두부와 대두 식품의 섭취가 월등히 높기 때문이라는 보고가 있다.

유방암이 생기는 원리는 유방 조직에 있는 에스트로겐

수용체에 에스트로겐이 달라붙어 자극을 주기 때문인데,
이 이소플라본이 먼저 붙어서 에스트로겐의 작용을 막기
때문에 유방암 예방 효과가 있다는 것이다.

콩과 건강

유방암 예방 관련의 콩 성분의 최근 연구
: 여성에게 다가올 수 있는 불청객 유방암, 콩으로
지키자

보건복지부에서 발표한 국가 암 등록사업의 연례 보고서에 의하면 유방암 발생이 2000년 이전 인구 10만 명당 12.2명이었으나 2007년 10만 명당 23.7명으로 집계되어 8년 만에 한국의 유방암 발생이 두 배 가까이 증가하였다.

유방암 환자는 대체로 출산이나 모유수유의 경험이 없으며 초경이 빠르거나 폐경이 늦어서 생리를 오랜 기간 지속한 여성에서 많이 나타나며, 비만과 유전적인 원인도 있는 것으로 분석되고 있다. 유방암 예

방을 위해서는 발병요인으로 알려진 것들을 되도록
피하고 정기검진과 함께 식생활에 신경을 써야한다.
콩은 면역력을 키워주고, 골다공증이나 심혈관 질환
에 효과적이라고 알려져 있을 뿐만 아니라 콩이 유방
암 예방에 효과적이라는 연구가 많이 진행되고 있다.

- 콩 섭취는 유방암 발병 위험을 낮춘다

서구인들에 비해 상대적으로 높은 수준의 콩 섭취
가 아시아 국민의 낮은 유방암 발병률과 관련이 있는
것이라는 존조가 더러 있으나, 이러한 역학조사 결과
는 일관성이 다소 떨어지는 것이 문제였다.

국립암센터 노정실 박사는 이를 보다 확실하게 살
펴보기 위해 한국여성의 콩 섭취와 유방암의 발병 위
험성을 연구하였다.

358명의 유방암 환자와 360명의 대조군을 대상으
로 콩 섭취빈도를 조사한 환자-대조군 연구를 진행한
결과, 총 콩 섭취량과 이소플라본 섭취량의 평균은
각각 하루에 76.5mg과 15.0mg이었다.

다변량 로지스틱 회귀 모델을 이용하여 분석한 결

과는 콩 섭취와 유방암의 발병 위험성이 섭취량에 따라서 유의적으로 음의 상관관계를 나타냈다. 즉 콩 섭취가 유방암 발생 위험을 낮춘다는 것을 보여준다.

- 제니스테인은 유방암 예방효과를 보인다

콩 이소플라본의 종류에는 대표적으로 다이드제인(Daidzein)과 제니스테인(Genistein)이 있는데, 그 중에서 제니스테인이 티로신(tyrosine) 인산화효소의 저해제이자 에스트로겐 수용체-β의 길항체로 작용하여 항암효과가 있다고 알려져 있다. 유방암에서 에스트로겐 수용체-β는 종종 HER2 유전자와 함께 발현되기 때문에 제니스테인은 HER2 유전자의 발현을 억제하는 약물인 trastuzumab의 항암작용을 촉진시킬 수 있는 것이다.

이와 관련하여 독일의 Regensburg의과대학에 있는 Treeck O. 교수팀은 제니스테인과 trastuzumab를 혼합하여 처리할 경우 어떠한 영향을 미치는지 세포실험을 진행하였다.

그 결과 유방암 세포에서 고농도의 제니스테인을

처리했을 경우에 trastuzumab의 작용을 도와 HER2 유전자의 발현을 저해시켜 항암 효과를 갖는다는 것을 확인할 수 있었다.

다시 말해 콩을 통한 제니스테인의 섭취가 유방암을 일으킬 수 있는 HER2 유전자의 발현을 억제함으로써 유방암을 예방하는 데에 도움을 줄 수 있다고 할 수 있겠다.

- 콩 이소플라본의 섭취가 유방암 발병위험성을 줄여준다

COMT(Catechol O methyltransferase)는 교감신경계 작용에 있어서의 중요한 효소중의 하나이며, 최근 유방암 또는 각종 정신질환 등과의 연관성 여부로 주목을 받고 있다.

COMT 유전형의 종류에 따라서 유방암 발병 정도가 다른데, 이러한 유전자의 다형성과 콩 이소플라본 섭취가 유방암과 어떠한 상관관계를 보이는지 알아보기 위해 중국 Sichuan 대학의 Li H 교수팀이 연구를 진행하였다.

176명의 유방암 환자 그룹과 176명의 대조군 그룹을 실험 대상으로 하여 콩 섭취정도와 COMT 유전자형을 분석하여 확인한 결과 COMT 유전자형이 LL-형일수록 유방암 발병위험이 높은 것으로 나타났으며 콩 이소플라본의 섭취가 많을수록 유방암의 발병위험은 감소하였다.

하지만 LL -형의 COMT 유전자형을 가졌을지라도 콩 이소플라본의 섭취가 많은 경우에는 LL -형이 아닌 COMT 유전자형과 유방암 발병 위험이 유의적으로 차이가 없음을 알 수 있었다. 즉, 콩이소플라본의 섭취가 유방암의 발병위험을 줄여 준다고 할 수 있겠다. 여성의 유방암 유병률이 계속 증가하고 있지만, 그 원인은 아직 정확하게 밝혀지지 않았기 때문에 어떤 사람이 유방암에 걸릴 확률이 높은지 확실하게 말하기는 어렵다.

하지만 유방암 환자들에게 비만이 흔하다는 점을 미루어 적절한 운동을 통해 체중을 조절하고 적절한 식이요법을 통하여 유방암을 예방할 수 있으며 정기검진을 꾸준하게 받는 것이 중요하다.

특히 체중이 정상체중을 초과할 경우 골절과 같은 골격전이의 문제가 생길 수도 있고 암 재발률도 높아질 수 있기 때문에 운동을 통한 비만관리가 중요하다.

2005년에 유방암 판정을 받은 후 최근에 극복을 해낸 미스코리아 출신 배우 홍여진씨는 방송출연에서 꾸준한 운동과 건강한 식습관이 극복의 비결이라고 말한 바 있다.

또한 국립암센터의 김정선 박사팀이 유방암에 걸린 여성과 일반여성을 대상으로 '식품 섭취 빈도 조사', 즉 식습관의 차이를 조사한 결과 유방암에 걸린 여성과 그렇지 않은 여성 사이에는 식습관의 차이가 뚜렷한 것으로 나타났는데, 유방암 그룹의 여성들에게는 버섯, 등푸른 생선, 그리고 콩 섭취량이 부족한 것으로 나타난 만큼 식습관의 조절이 중요한 것을 알 수 있다.

출처 〈2011년 식품저널 8월호〉

6) 이소플라본과 전립선암

전립선은 생식기능을 가능하게 하는 기관 중 하나로, 전립선 세포가 정상적인 세포 증식 기능을 상실하면 전립선암이 발생하게 되며, 원인으로는 유전적 소인, 남성 호르몬의 영향, 음식 및 식습관 등이 있다.

전립선암은 미국 남성 암환자 중 35%를 차지하고 있고, 암환자 중 13%가 전립선암으로 사망하고 있어 암 사망원인 2위이다. 세계적으로 전립선암은 매년 2~3%의 증가 추세를 보이고 있다.

아직 우리나라에서는 그 발생빈도가 낮은 편에 속하지만 식생활의 서구화와 노닌층의 증가로 전립선암이 점차 증가하고 있는 추세이다. 대두의 생리기능성 물질 중 이소플라본의 제니스테인은 남성 호르몬 의존성 및 비의존성 전립선암 세포의 성장을 저해하고, 세포성장저해와 비의존적인 전립선암세포의 잠재적 전이성도 억제하여 전립선 질환에 유익한 역할을 하게 된다.

이러한 제니스테인에 의한 전립선암 세포 증식억제와

전립선암의 표시제인 전립선특이항원(prostate-specific antigen, PSA)의 분비 감소가 전립선암의 치료제와 화학예방제 역할로 작용하게 된다.

콩 섭취와 전립선암과의 관련성 연구들에 의하면 콩 섭취가 증가될수록 전립선암에 대한 잠재적인 항암효과가 크다고 한다.

하와이에 사는 일본계 남성 8,000명을 대상으로 20여 년 동안에 걸친 식습관과 식이섭취조사 결과, 일주일에 한번 또는 그보다 더 적게 두부를 섭취했던 남성이 매일 섭취하고 있는 남성에 비해 전립선암에 걸릴 확률이 3배 정도 더 높은 것으로 보고되었다.

많은 연구결과들이 콩 및 관련 제품 등의 섭취가 전립선 질환 및 전립선암에 대하여 발생률 저하 또는 암 발생 관련 호르몬 등에 유익한 작용을 한다고 보고하고 있다.

콩 성분의 전립선 건강에 관한 최근 연구

- 검은콩의 안토시아닌 전립선비대증 치료효과 확인

미국의 암 발병률 1위를 차지하는 전립선암은 전립선의 주변부로부터 시작되는 악성종양으로 동양국가에 비해 서양국가에서 발병률이 높다고 알려져 있다.

이러한 전립선암이 우리나라 남성의 건강을 위협하는 최대 복병으로 떠오르고 있다. 식생활의 서구화와 생활습관의 변화 및 고령화로 인하여 유병률의 빠른 증가추세를 보이며, 현재 국내 암 발병률 5위, 증가율 1위를 차지하고 있다. 전립선암의 발생 원인은 확실히 밝혀지지 않았으나 인종, 가족력, 연령 등의 유전적 소인과 환경적 요인이 전립선암을 좌우하는 원인일 것으로 추측되고 있다.

환경적 요인 중 식생활 및 생활습관의 차이가 전립

선암의 발병에 큰 영향을 주는 것으로 추정되고 있으며, 특히 콩에 다량 함유된 이소플라본과 다양한 항산화 물질들이 전립선 건강에 긍정적인 영향을 미친다는 연구결과들이 보고되면서 대두식품에 대한 관심이 높아지게 되었다.

- 이소플라본 섭취는 전립선암 발병 위험 낮춘다

식물성 에스트로겐으로 불리는 이소플라본은 콩에 다량 함유되어 있으며, 폐경기 증후군 완화, 유방암 예방 등의 여성건강뿐 아니라 남성의 전립선암 예방 및 치료에도 긍정적인 영향을 미친다는 연구결과들이 보고되었다.

대표적인 이소플라본 종류에는 다이드제인(Daidzein)과 제니스테인(Genistein)등이 있으며, 다이드제인은 장내 미생물에 의해 분해되어 이퀄(Equol)의 형태로 대사된다.

이러한 이퀄의 생산이 가능한 사람은 전체 인구의 30~50%에 불과하며, 이퀄은 다이드제인보다 에스트로겐성 잠재능력이 더 크기 때문에 이와 같은 대사과

정은 이소플라본의 효능과 밀접한 관련이 있다.

자메이카 서인도제도 대학의 Maria D Jackson 박사 연구팀은 뇨중의 식물성 에스트로겐 대사산물 농도와 전립선암과의 상관성에 대해 알아보았다.

전립선암을 판정 받은 환자 175명과 그에 대한 대조군 194명을 대상으로 뇨 중의 제니스테인, 다이드제인, 이퀄, 엔테로락톤(리그난)의 농도를 검사하였다.

연구 결과, 뇨 중 이퀄의 농도가 높을수록 전립선암의 발병 위험이 감소되었다. 이러한 결과를 통해 체내 이소플라본의 대사가 가능한 사람(이퀄의 생산이 가능한 사람)의 경우 그렇지 않은 사람에 비해 전립선암의 발병 위험이 낮다는 것을 확인하였다.

- 이소플라본은 전립선 암환자의 방사선 치료 부작용을 줄인다

콩 이소플라본의 대사는 전립선암의 발병 위험을 낮춰줄 뿐만 아니라 방사선치료를 한 전립선 암 세포에 민감하게 반응하며, 항산화, 항염증 효과를 가지고 있어 방사선치료의 부작용을 줄일 수 있을 것이다.

미국 에모리 대학의 Omer Kucuk 박사 연구팀은 콩이소플라본이 방사선치료를 받는 전립선 암 환자에게 미치는 영향에 대해 알아보았다.

42명의 방사선 치료를 받는 전립선암 환자들을 대조군과 이소플라본 200mg 섭취군으로 나누어 6개월간 연구를 수행하였다. 연구 결과 이소플라본 섭취군은 대조군에 비해 요실금, 직장의 경련과 설사, 배변으로 인한 고통, 발기부전 등의 방사선 치료에 인한 부작용이 감소하는 효과를 보였다. 적은 수의 인원을 대상으로 시행된 연구이지만 이러한 연구 결과를 통해 이소플라본의 섭취가 비뇨기와 장 기능, 성 기능에 있어서 방사선 치료의 부작용을 줄일 수 있는 기능성이 있다는 것을 확인하였다.

뿐만 아니라 이소플라본 섭취는 전립선암의 방사선 치료 후 일부 대상자들이 겪게 되는 생화학적 문제를 치료하는 효과를 보인다는 연구결과가 보고되었다.

방사선 치료 후 전립선특이항원(prostate-specific antigen, PSA; 전립선과 유방암 상피세포에 의해 합

성되는 serine protease로서 전립선암의 종양지표)이
증가하는 생화학적 문제를 겪고 있는 전립선암 환자
에게 6개월 하루 65~90mg의 이소플라본을 섭취시켰
을 때, 대상자의 41%에서 PSA수치가 2배가 되는 시
점을 2배 이상 연장시키는 효과를 보였다.

이러한 결과를 통하여 이소플라본의 섭취가 PSA의
수치증가를 억제한다는 것을 확인하였다.

- 검은콩의 안토시아닌은 전립선 비대증 치료효과가 있다

콩에는 이소플라본뿐만 아니라 페놀산, 토코페롤,
피틴산, 사포닌 등과 같은 항산화 활성을 갖는 기능
성 성분들이 함유되어 있다.

이러한 항산화 물질 등이 전립선 건강에 긍정적인
영향을 미친다는 연구결과들이 보고되었다. 카톨릭
의대 박세웅 박사연구팀은 검은콩에서 추출한 안토
시아닌이 전립선비대증에 미치는 영향에 대해 연구
하였다. 30마리의 수컷 쥐는 다섯그룹 - 대조군, 전립
선비대증 유도군, 전립선비대증 유도 후 안토시아닌

섭취그룹(40, 80, 160mg/kg)으로 분류하여 4주간 연구를 수행한 결과, 안토시아닌의 섭취는 유도로 인하여 증가된 전립선 무게를 감소시키는 효과를 보였으며, 과도하게 증식한 전립선 조직세포를 사멸시켜 정상수준의 세포 수를 유지하게 하였다. 이러한 연구결과를 통해 검은콩의 안토시아닌이 전립선의 증식을 억제하는 효과가 있으며, 전립선비대증 치료제로서의 기능성이 있음을 확인하였다.

남성의 전립선 관련 질환은 점차 발병 연령층이 낮아지고 유병률이 급속도로 증가하고 있는 추세이지만 원인이 명확히 밝혀지지 않아 그 누구도 방심할 수 없다. 질병으로 경제적, 사회적 손실은 매우 크므로 질병이 발생하기 전에 예방 하는 것이 건강증진의 가장 효율적인 방법이다.

규칙적인 생활과 충분한 휴식, 건전하고 적절한 성생활이 전립선 건강 유지에 도움이 되며, 동물성 지방의 섭취를 제한하고, 섬유질, 과일과 채소류 등의 섭취를 늘리는 것이 바람직하다, 뿐만 아니라 전립선 건강 유지 및 치료에 이롭다고 알려진 콩을 매일 섭취

7) 이소플라본과 폐경기 안면홍조 증상

미국 델라웨어 대학의 멜리사 멜비(Melissa Melby) 박사는 총1천200여 명을 대상으로 한 19건의 연구논문을 종합 분석한 결과 '폐경여성의 대표적인 갱년기장애 현상 중 하나인 안면홍조는 콩식품 섭취로 가라앉힐 수 있다'는 사실이 밝혀졌다고 영국의 데일리 메일 인터넷판이 보도했다.

폐경여성이 하루 두 차례 콩식품을 먹으면 안면홍조의 빈도와 강도를 최고 26%까지 완화시킬 수 있는 것으로 나타났다는 것이다.

콩식품의 주성분인 이소플라본을 매일 최소한 54mg씩

섭취하면 안면홍조의 빈도가 평균 20.6% 줄고 강도도 26% 약화되었다. 두 잔의 두유 또는 약200g의 두부에는 50mg의 이소플라본이 함유되어 있다.

8) 이소플라본과 고지혈증

대두에 함유된 피틴산, 사포닌, 대두단백질, 이소플라본 등이 혈중 콜레스테롤을 저하시킨다는 보고가 있다. 특히 이소플라본은 대두단백질과 함께 공급할 때 지질개선효과가 나타났으며, 폐경 후 여성이 이소플라본이 함유된 대두식품을 6개월 간 섭취하였을 때, HDL콜레스테롤은 유의적으로 증가하였고, 총 콜레스테롤의 양은 유의적으로 감소하였다고 한다.

9) 이소플라본과 알츠하이머병

최근에는 에스트로겐과 신경보호 및 인지기능과의 관계가 밝혀지기 시작하면서 에스트로겐과 유사한 이소플라본에 대해서도 연구되기 시작하였다.

에스트로겐은 정상적인 신경 생존성과 기능을 유지하는데 중요한 역할을 하는데 여러 역학조사에 의하면 폐경과 같이 신체 내의 에스트로겐 양이 감소되면 알츠하이머의 질병의 위험성이 높아진다고 관찰되었으며, 알츠하이머 질병은 남성보다는 여성에게서 많이 나타나는 것으로 밝혀졌다.

또한 에스트로겐 대체 요법 실시로 노인여성의 인지기능 손상 과정을 방어할 수 있는 것으로 나타났다. 에스트로겐 투여 후 언어능력 향상을 보이며 새로운 것을 배우는 능력을 유지시키는 것이 관찰되었다.

콩과 건강

○ 만병의 근원 비만, 콩으로 해결하자

세계보건기구(WHO)는 비만을 치료가 필요한 질병이라고 정의하고 있으며 2020년 즈음에는 모든 질환의 60%, 사망의 73%가 비만에서 비롯될 것이라고 전망하고 있다.

비만은 많이 먹어서 뚱뚱하게 되는 단순한 문제가 아니라 당뇨병, 고혈압, 심장병 등 각종 질병의 원인과 관련되어 죽음으로까지 이어질 수 있기 때문이다. 채식을 많이 하는 아시아 국가들은 비만의 위험으로부터 안전하다고 알려져 있지만 이제 그런 말들은 옛날 이야기 일 뿐이다.

보건복지부 자료에 따르면, 최근 10년 사이에 고도비만환자가 2배 가까이 증가하였으며, 성인 비만 인구는 4배 가까이 증가되었기에 비만은 21세기 인류를 위협하는 무서운 질환으로 여겨지고 있다.

특히 비만인 사람의 경우 체내 지방 조직으로부터 각종 내분비 호르몬이 분비되는 것으로 알려져 의학적으로 성인들이 주로 걸리는 제2당뇨병, 고혈압, 심근경색증, 뇌졸중 및 유방암, 대장암, 전립선암 등 서구형 암의 위험을 높이는 것으로 보고되고 있다. 이렇게 위험한 비만을 예방하고 체중을 관리하기 위해서는 꾸준한 식이요법과 운동이 병행되어야 한다.

특히 비만을 예방하기 위해서는 생활습관을 개선하는 것이 가장 중요한데, 그 중에서도 식습관의 개선이 굉장히 중요하다. 비만 관리나 다이어트와 관련된 식습관이나 운동법들은 주위매체들에서 쉽게 찾아볼 수 있는데 콩의 다이어트 효과 역시 그러한 방법 중의 하나이다.

콩이 비만에 효과적이라는 연구 결과들은 예전부터 꾸준하게 발표되고 있는데, 이러한 콩의 비만억제 및 체중 감소 효과에 대한 최신 연구들을 살펴보고자 한다.

○ 콩 이소플라본 다이드제인을 섭취하는 것은 항비만 효과를 갖는다

비만을 치료하는 데에는 약물을 사용하는 방법도 있다. 하지만 이러한 비만 치료제에 대한 안전성과 효과부족으로 인하여 대체요법으로써 항비만 효과를 갖는 천연소재에 대한 관심이 높아지고 있다.

이에 따라 스페인 Carlos Haya병원의 Crespillo 등은 콩 이소플라본의 한 종류인 다이드제인이 비만에 미치는 영향에 대해 알아보았다.

고지방 식이로 비만을 유도한 쥐에게 다이드제인(50mg/kg)을 14일간 섭취시켜 살펴본 결과, 다이드제인은 농도 의존적으로 식이 섭취량을 감소시켰으며, 체중 증가와 간의 지방함량을 낮추는 효과를 보였다.

이러한 결과는 지방조직에서 분비되어 체지방을 일정하게 유지하고 체중 감소를 유도하는 렙틴이라는 호르몬과 아디포넥틴이라는 호르몬의 혈중농도와 상관성을 보였다.

지방조직과 간은 다이드제인 투여로 인하여 신호

전달 인자와 지방합성 효소 등에 눈에 띄는 변화가 있었다. 또한 다이드제인 섭취는 열 발생에 관여하는 효소인 UCP-1(uncoupling protein 1)의 단백질 발현을 유의적으로 증가시켰다. 이러한 결과를 통하여 이소플라본이 식이로 유도되는 비만, 특히 지방간 증상을 보이고 있을 때 효과적인 비만치료제로 사용될 수 있음이 확인되었다.

○ 콩 이소플라본은 체중을 조절하며, 항우울 효과를 보인다

콩 이소플라본은 잠재적으로 비만과 우울증을 예방한다고 알려져 있다. 이와 관련하여 미국 brigham Young 대학의 Lephart ED 교수 연구팀은 5개의 연구를 검토하여 다양한 생애주기에 있는 암컷 동물(온전하거나 난소절제, 또는 난소 부전을 겪은 동물)에게 콩 함유 식품의 투여, 또는 콩 이소플라본 다이드제인의 대사산물이자 지방축척을 막는다고 알려진 이퀄(equol)의 투여가 우울증, 세로토닌(뇌에서 신경전달물질로 기능하는 화학물질 중의 하나)수준, 체중증가, 체지방 분포에 미치는 영향에 대해 알아보았다.

또한 암컷 쥐를 대상으로 콩 다량 섭취군과 콩 소량 섭취군으로 나누어 진행한 실험을 분석해 보았다. 생후 330일된 동물들에게 첫 번째 강제 수영검사를 실시하였고, 한달 뒤 콩 소량 섭취군에게 5mg/kg/d의 이퀄을 투여한 후에 두 번째 수영검사를 실시하였다.

첫 번째 수영 검사에서 콩 다량 섭취군에 비해 콩 소량 섭취군에서 세로토닌과 행동수준이 유의적으로 낮았지만 두 번째 수영 검사에서는 유의적으로 높아졌다.

이러한 결과들을 통하여 식이 이소플라본의 섭취 또한 이퀄의 투여가 체중을 조절하는 효과가 있으며, 특히 이퀄의 경우 항우울 효과도 함께 보인다는 것을 확인하였고 이퀄이 체중, 체지방, 우울증 관련 행동을 낮춘다는 것을 입증하였다.

출처 〈2011년 식품저널 9월호〉

Q : 이소플라본은 어떤 성분인가요? 남성이나 아이가 섭취해도 될까요?

A : 콩의 대표적 기능성 성분인 이소플라본은 뼈의 칼슘 손실을 막고 골밀도를 증진시키고, 전립선암, 유방암, 심장병 등의 각종 암과 고혈압 같은 생활습관 병을 예방하는 것으로 알려져 있습니다.

여성뿐 아니라 남녀노소 모두에게 좋은 식품으로 여성 호르몬과 구조가 유사하기 때문에 영유아에게 부정적 영향을 미칠 수도 있다는 오해도 있으나 미국 농무성 산하 아칸사 아동영양센터에서 "콩 이소플라본은 유아에게서 여성호르몬처럼 작용하지 않는다."고 발표한 바 있습니다.

세계적인 권위를 자랑하는 미국소아과학회(AAP)에서도 2008년 콩 이소플라본이 인간의 발달, 생식 혹은 내분비 기능에 부정적으로 영향을 미치는 증거는 없다고 발표한 바 있습니다.

미국 FDA도 이소플라본과 관련해 콩의 부정적인 면보다는 콩의 유익한 면이 더 많다고 발표하였습니다. 몇 가지 동물실험 결과로 콩이 위험하다고 단정하기에는 무리가 따르며, 1999년 대두와 심장질환에 관한 식품유용성 표시 안에서도 콩의 부정적인 면을 조사한 연구에 대하여 타당성을 찾을 수 없다고 결론 내렸습니다.

또한, 미국소아과학회는 최근 대두 유아식 사용에 있어 염려되고 있는 이소플라본의 부정적인 영향에 대해 수많은 연구결과들을 토대로 근거 없음을 밝혀 대두 유아식이 아기들에게 안전하다는 사실을 주지시켜 주었습니다. 콩 유아식의 우수성이 다시 한 번 입증된 것입니다.

A : 이소플라본은 자연식품으로 섭취했을 때는 문제가 없으나 농축된 형태의 의약품으로 섭취할 때는 허용 용량을 지키는 것이 좋습니다.

2006년 일본에서는 이소플라본 열풍이 불면서 건강식품이나 이소플라본 정제의 형태로 무분별하게 남용하는 사례가 잇따르자 일본 식품안전위원회의 전문조사회는 일반적인 식생활을 통한 섭취 이외에 특정건강기능식품을 통해 농축된 이소플라본을 과잉으로 섭취되는 것을 예방하기 위해 건강기능식품을 통해 하루에 추가적으로 섭취할 수 있는 안전 상한선을 30mg으로 정한 바가 있습니다.

이는 2002년 실시된 국민영양조사 자료를 분석하였을 때 일본 국민의 95%가 70mg 이하의 콩 이소플라본을 섭취하고 있으며 이로 인한 피해사례가 없다는 점을 고려하여 안전한 섭취량 상한선은 1일 70~75mg이라고 밝힌 것입니다.

A : 중성지질의 상승, 공복 혈당의 상승, 허리둘레 및 혈압의 상승과 심혈관계 질환의 보호인자인 고밀도지단백(HDL) 콜레스테롤의 감소 등과 같은 심혈관계 질환 위험인자의 집합체를 일컬어 대사증후군이라고 합니다.

서울대학교병원 강남센터 산부인과의 김선미 교수는 강남센터를 방문한 약 2,000명의 폐경 여성 중 현재 호르몬 치료를 받고 있는 여성(평균 58세), 과거에 6개월 이상 호르몬 치료를 받았으나 중단한 여성(평균60세) 및 한 번도 호르몬 치료를 받은 적이 없는 여성(평균 57세)들로 나누어 분석했을 때 대사증후군의 빈도가 어떻게 다른지를 살펴보는 임상 연구를 시행했습니다.

그 결과 이 연구에서 호르몬 치료를 전혀 받지 않은 여성에 비해 과거 호르몬 치료를 시행 받았던 여성에서 32%, 현재 호르몬 치료중인 여성에서 48%나 대사증후군의 유병율이 낮은 것을 관찰할 수 있었습니다.

특히 이전에 호르몬 치료를 받았으나 중단한 폐경 여성

의 경우 평균 연령이 60세로 가장 높았음에도 불구하고 허리둘레로 반영되는 복부 비만도에 있어 호르몬 치료를 받지 않은 군보다 더 낮은 수치를 보여 50대 초반의 호르몬 치료(본 연구에서는 평균 4년)와 지속적인 건강에 대한 관심과 관리가 무조건적인 호르몬 치료의 기피나 무관심보다는 혈관 건강에 도움이 될 수 있다는 점을 확인하였다고 하여 대사증후군과 여성호르몬이 유의미한 관계를 갖고 있음을 추측할 수 있습니다.

Q : 여성호르몬이 탈모에도 영향을 미치나요?

A : 많은 사람이 탈모의 원인을 유전 때문이라고 생각합니다. 가족 중 탈모를 가진 사람이 없는 여성도 갑상선 수술 이후 탈모 증상이 나타나기도 합니다.

또한 남성의 경우 유전 외에도 근육을 키우고 수염을 자라게 하는 남성호르몬인 '테스토스테론' 이 탈모를 유발시키는 DHT (디하이드로테스토스테론)으로 변하기 때문에 탈모가 일어나기도 합니다.

마찬가지로 여성 또한 남성형 탈모와 같이 폐경 이후 여성호르몬이 감소하면서 탈모 위험에 노출되기 쉬워집니다.

A : 호르몬 대체 요법은 성호르몬을 인공적으로 주입하는 치료법입니다. 폐경기의 여성이나 트렌스젠더에게 사용하는데 미국 국립보건원에서 호르몬 대체요법이 심혈관계 질환과 유방암의 확률을 증가시킨다는 발표를 한 바 있어 아직도 논란이 되고 있습니다.

호르몬 대체 요법으로 에스트로겐만 쓰면 자궁내막암의 위험이 있기 때문에 프로게스틴이라는 호르몬을 같이 투여해 자궁내막의 증식을 억제하는데, 이 경우 유방암의 확률이 증가한다는 것입니다.

이런 이유로 안면홍조 등 폐경으로 인한 증상에 제한적으로 호르몬 대체 요법을 시행하라는 것이 미국 국립보건원의 권고입니다. 또한 이런 이유로 전문가들은 호르몬 대체 요법을 대신할 수 있는 안전한 방법으로 콩에 함유된 이소플라본 섭취를 권장하는 것입니다.

A : 과음이나 스트레스, 그리고 간 독성물질의 사용 등으로 간의 염증 상태가 지속되면 유발되는 질환이 간경화입니다. 간경화 자체가 간암의 고위험 요인이기 때문에 애초에 간경화가 일어나지 않도록 예방하는 것이 중요합니다.

이와 관련하여 중국 원저우 의과대학의 Yu 교수 연구팀에서 콩에 함유된 이소플라본을 쥐에 투여했을 경우 간경화에 미치는 효과를 관찰한 결과가 있습니다.

28마리의 쥐를 대조군, 간경화 그룹, 이소플라본을 적은 양 투여한 그룹(90mg/kg), 많은 양 투여한 그룹(270mg/kg)으로 나누어 간경화에 미치는 영향을 조사했는데, 간경화 그룹에 콩 이소플라본을 투여한 결과 섬유화 조직의 수치가 유의적으로 감소한 것입니다.

또한 간경화의 원인으로 여겨지는 간성상세포(hepatic stellate cells, HSCs)의 감소효과가 관찰되었으며, 이는 콩 이소플라본을 많이 투여한 그룹에서 더 크게 관찰되었다고 합니다. 이러한 효과는 간성상세포의 활성과 증식 억제와 관련이 있는 것으로 보여 지며, 이 실험을 통하여 콩 속 이소플라본 섭취를 통해 간경화를 억제하는 효과를 얻을 수 있다는 것을 알 수 있습니다.

Q : 왜 에스트로겐이 감소하면 칼슘도 급격히 감소하나요?

A : 뼈의 신진대사는 생성과 파괴가 동시에 일어나는

복합적인 작용으로 일어납니다.

우리 몸의 뼈 속에는 뼈대(콜라겐 단백질 구조물)를 만들어내는 세포들과 혈액을 따라 온몸을 순환하는 무기질이 이 뼈대에 붙어 단단해지면서 뼈가 만들어집니다. 그리고 한편에선 이 뼈 속에서 뼈를 파괴하는 세포가 함께 존재하는 것입니다.

성장기에는 뼈를 생성하는 세포가 파괴하는 세포보다 우세하지만 나이를 먹어감에 따라 이 균형은 점차 바뀌어 갈수록 뼈가 약해지는 거죠. 그리고 여기에 골 소실 예방의 역할을 하는 존재가 에스트로겐입니다.

그러니 당연히 에스트로겐 분비가 감소하면 칼슘도 함께 빠져나갈 수밖에 없습니다. 그러니 에스트로겐이 감소하는 갱년기에는 이소플라본과 같은 식물성에스트로겐 물질과 칼슘 성분이 많이 함유된 음식을 적절히 섭취해줘야 하는 겁니다.

이소플라본을 알면 건강이 보인다

여성의 사회진출이 늘면서 불규칙한 식습관과 야근, 업무 스트레스 등으로 인한 건강상의 문제를 호소하는 직장여성들이 늘고 있다.

또한, 결혼 후 가사와 직장, 동시에 육아까지 책임져야 하는 부담감으로 신체 기능 저하와 피로 등이 누적되어 여성 호르몬의 불균형이 발생하고 이는 이차적으로 생리불순, 질 건조, 조기폐경 등의 원인이 되고 있다.

하지만 그럼에도 많은 직장여성이 직장생활을 중단하고 쉴 수 없는 것이 현실이며 직장여성들의 경우 몸에 이상신호가 발생하더라도 무작정 출근하는 경우가 대부분이다. 직장여성들의 대표적인 여성 질환으로는 월경전증후군, 질건조증, 우울증 등이다. 조기폐경 여성의 수는 빠른 증가추세를 보이고 있으며, 월경전증후군의 경우 직장여성의 74% 이상이 질환을 갖고 있다.

하지만 정작 당사자인 여성들은 이와 같은 현상을 질환으로 인식하지 못하고 있는 것도 사실이다.자신의 몸에 나타나는 이상 신호를 방치하고 병의 원인을 키우는 모양이다.

그렇다면 이런 증상이 발생하기 전에 예방하고, 증상이 나타났을 경우 완화시키기 위한 좋은 방법에는 어떤 것이 있을까? 그것은 바로 식물성여성호르몬인 이소플라본이 큰 역할을 하고 있다.

이 책에는 여성 건강의 큰 비중을 차지하게 된 갱년기 증상과 그 극복 방법, 그리고 그 중 큰 역할을 하고 있는 이소플라본에 대해 자세히 정리해놓았다. 갱년기 증상을 비롯한 각종 질병에 미치는 이소플라본의 영향을 짚어보고, 이소플라본을 통해 내 몸의 건강을 어떻게 지킬 수 있는지도 살펴보았다.

많은 사람이 이 책을 통해 자신의 현재 건강 상태를 살피고, 지혜롭게 갱년기를 극복할 수 있는 방법을 찾을 수 있을 것이다. 또한 이 책이 건강에 이로운 습관도 다시 돌아보는 계기가 되어줄 것이라 믿는다.

평소 건강관리를 어떻게 하느냐에 따라 끔찍한 갱년기가 될 수도 있고, 행복한 갱년기가 될 수도 있다. 끔찍한 갱년기는 곧 불행한 노년기, 건강을 잃은 노년으로의 첫 관문이 될 수 있음을 잊지 말자.

현대인의 수명 연장은 곧 노년기의 연장을 의미한다. 갈수록 길어지는 노년의 시간을 이 책과 함께 지혜롭게 영유하길 바란다.

내 몸을 살린다 건강 시리즈

건강이 보이는 건강 지혜를 한권의 책 속에서 찾아보자!

도서구입 및 문의 : 대표전화 0505-627-9784